Eva-Maria Faller

Akzeptieren heilt!

Eva-Maria Faller

Akzeptieren heilt!

Wie ich mich von Groll, Enttäuschung und innerem Widerstand befreie.

RiWei-Verlag GmbH
Regensburg

1. Auflage Januar 2003

Gesamtherstellung: Richard Weigerstorfer
Satz: Johanna Obermeier
Druck: Frauenhofer Gruppe

Liebig Str. 4
93055 Regensburg
Tel. 0941/ 799 45 70
Fax. 0941/ 799 45 72
www.RiWei-Verlag.de
EMail: Info@RiWei-Verlag.de

ISBN 3-89758-008-X

INHALTSVERZEICHNIS

DAS MONUMENT

Gott, bevor er seine Kinder zur Erde sandte,
gab er jedem von ihnen ein sorgfältig ausgewähltes
Paket von Problemen.

Diese, versprach er lächelnd, gehören alleine Dir.
Kein anderer wird diese Segnungen haben, die diese Probleme Dir bringen werden.

Und nur Du hast die speziellen Talente und Fähigkeiten,
die nötig sein werden, um diese Probleme zu Deinen Dienern werden zu lassen, um dann ihr Meister zu sein.

Nun geh' hinab zu Deiner Geburt und zu Deiner Vergesslichkeit.

Wisse, dass ich Dich liebe über alle Maßen.

Die Probleme, die ich Dir gab, sind ein Symbol für diese Liebe.
Das Monument, das Du aus Deinem Leben machst
mit der Hilfe Deiner Probleme, wird ein Symbol Deiner Liebe zu mir sein.

Dein Vater

von Blaine M. Yorganson

*Monument = Denkmal, ungeheuer groß, gewaltig, von riesigem Ausmaß. (Wahrig)

VORWORT

Die Bewusstwerdung der Menschheit, die Evolution, die allmähliche Entwicklung der Lebewesen von niederen zu höheren Formen läuft in bestimmten Schwerpunkten.

1. Beim Neandertaler damals, ging es um das Recht des Stärkeren „Auge um Auge, Zahn um Zahn".

2. Dann kam Jesus Christus in diese Welt und brachte das Gesetz der Nächstenliebe, bis auch das wieder übertrieben wurde.

3. In der Jetztzeit geht es um die Ausbalancierung dieser beiden Extreme, das heißt, nicht mehr alles nur für mich, (Egozentrik) - oder alles nur für andere, (Altruismus) sondern es geht um Unterscheidungsfähigkeit, und was für MICH JETZT richtig ist. Zu lernen ist:
   Jeweils die Mitte zu finden, in jeder Situation, in den zwischenmenschlichen Beziehungen und vor allem:

   In mir Selbst!

   Dass ich lache, wenn ich fröhlich bin, und Tränen freien Lauf lasse, wenn ich traurig, oder über etwas zu tiefst berührt bin, ohne jede Angst, „was die Leute sagen".
   Zu lernen ist absolute Ehrlichkeit von mir zu meinem Gefühl, dass ich mir selbst zu- und eingestehe, wenn ich etwas oder jemanden einfach nicht leiden kann und es zulasse, statt falsche Freundlichkeit zu heucheln und faule Kompromisse zu leben.

SELBSTLIEBE, SELBSTACHTUNG, SELBSTWERTGEFÜHL!

Es gibt Menschen mit einem so gesunden EGOISMUS, im positiven Sinn, die ganz genau wissen, was sie für sich wünschen und brauchen, was ihnen Freude macht, und wie sie all das selbst erreichen.

SIE HABEN DEN SCHLÜSSEL ZUM GLÜCK!

Und diese Glücklichen, Gesunden brauchen keinen Arzt, keine Seminare und solche Bücher wie dieses hier!

Die Gedanken und Erfahrungen in diesem Buch schrieb ich für all die anderen, für die ALTRUISTEN, die sich mehr um andere Menschen, um Tiere und die Umwelt sorgten, und sich selbst dabei völlig vergessen haben, die in einer Sackgasse gelandet sind, die krank, ausgelaugt und deprimiert sind, und vor lauter Schmerz unfähig geworden, nicht mehr in der Lage sind, einen Ausweg aus ihren negativ beladenen, eingerasteten Denkvorstellungen und Glaubensmustern zu suchen und zu finden!

Als dritte Gruppe gibt es auch noch die EGOZENTRIKER, die alles nur für sich tun. Alles in ihrem Denken ist ausschließlich selbstbezogen. Die im Extremfall sozusagen über Leichen gehen können, völlig gefühllos anderen gegenüber, denen sie achtlos auf die Füße treten und sich wundern, wenn Der-/Diejenige weint.

Der Egozentriker und der Altruist sind die absoluten Gegenpole und könnten viel voneinander und miteinander lernen, um dann, in der Mitte, einen gesunden Egoismus zu finden, der aus Selbstachtung, Selbstwertgefühl besteht und zur optimalen Selbstverantwortlichkeit führt.

Genauso läuft wohl auch ein Lebenszyklus:

1. Das Kleinkind weiß genau was es will, es plärrt und schreit bis es erhört wird.

2. Dann eine sehr lange Zeit, gibt der Mensch alles was er hat und kann, für Beruf, Familie, Kinder, für andere, versucht sich aus Nächstenliebe anzupassen, einzuordnen und verliert dabei mehr oder weniger sich selbst.

3. Im Alter endlich, wenn alle Pflichten erfüllt sind, die Kinder groß und selbständig geworden sind, kommt die Zeit der Reife, der Lebensbilanz. Aus diesem Abstand erkennen wir den „Roten Faden", der sich durchs ganze Leben zieht und offenbart, was jeder ganz persönlich als die eigene Lebens-Lern-Aufgabe mitgebracht hat.

Ich war so oft verzweifelt und frustriert über so vieles im Leben, was „scheinbar" schief gelaufen ist. Doch jetzt wurde mir klar: Alles, was und wie jemals etwas geschah, wie ich handelte und fühlte - es war zum damaligen Zeitpunkt genau richtig!
Alles hat im Leben seine Zeit:

WERDEN - BLÜHEN - REIFEN

Nur meine Gedanken darüber, dass dies oder jenes HÄTTE ANDERS SEIN SOLLEN, diese Gedanken sind falsch, sind schwerwiegende Irrtümer! Mit weitreichenden Folgen, z.B. chronischen Krankheiten, häufiger Unzufriedenheit und Groll.

Wenn du dich selber machst zum Herrn, das sehen die Leute gar nicht gern.
Wenn du dich selber machst zum Knecht, ist es ihnen auch nicht recht.
Und bleibst du einfach wie du bist, dann sagen sie, dass nichts an dir ist.
Drum sorg' dich nicht was andre sagen, genieß' DICH SELBST an allen Tagen.

EINFÜHRUNG

Vor ca. 6-7 Jahren schrieb ich das Buch über die Strukturen der Ängste, und es war so leicht und einfach, bei Seminaren oder Einzelgesprächen, die jeweilige Angst, die verborgen „dahinter" stand, zu erkennen, beim Namen zu nennen, und mit den Bachblüten aufzulösen.

Ganz anders ist die Arbeit mit dem Irrtum - da wird gerechtfertigt, behauptet, verteidigt, sogar bestätigt - und man blieb dabei. Zum Beispiel sagte eine Bekannte, mit der ich es ausprobierte (sie wählte 9 Clematis, Irrtum: vergeudet Lebensenergie für Träume) „und ich lass mir meine Träume nicht nehmen!" Die Frage davor war aber: Welcher Irrtum im Denken BEHINDERT meine Lebensfreude? Und wir erkannten sogar, dass ihre Träume bereits erfüllt waren, sie lebte ganz genau so, wie sie es wünschte, bis auf eine einzige Sache, mit der sie nicht einverstanden war. In Verbindung mit der genialen, einfachen Technik „The Work" von Byron Katie betrachteten wir dann weitere Glaubensmuster, Illusionen, Irrtümer und die Träume wurden zur Realität!
Ja, „Suche nach dem, was du brauchst, in all dem, was du hast!" Immer wieder bestätigt sich dieser Satz.
Seit Monaten suche ich nach der Frage, der Idee, wie ich den UNTERSCHIED von einem IRRTUMSGEDANKEN und einer EIGENEN BEWUSSTEN ENTSCHEIDUNG herausfinden könnte, und fand jetzt endlich die Antwort.

Eine junge Frau war fest davon überzeugt:
„Ich muss immer Vorbild sein."

Als Erstgeborene von vier Geschwistern hat sie das wohl oft zu hören bekommen, vielleicht noch in Verbindung mit Kritik oder Beschämung, weil sie irgend etwas falsch gemacht hat.
So ein Satz verselbständigt sich und bestimmt das weitere Verhalten im Leben. Aber was heißt das, „Vorbild" sein? Welche Aspekte sind damit verbunden, ohne je hinterfragt zu werden?

Immer korrekt, perfekt, freundlich, gefällig, nie weinen oder sonstige Emotionen zeigen, usw. ... Ist das Vorbild? Und wie fühlt sich ein Mensch tief im Innern mit dieser „Faust im Nacken"? (Dort sind fühlbar Muskelverspannungen, Migräne o.ä.) Darf er sich auch mal ausruhen, gehen lassen, mal offen und ehrlich sagen, was er möchte?
Ein Irrtum beginnt oft mit „Ich muss immer / man sollte / alle oder keiner tut das usw. ..."
Dies sind übergestülpte Meinungen von anderen Leuten! Sage ich aber: „ICH MÖCHTE gerne Vorbild sein", dann kommt die Idee aus meinem Herzen und ich werde viele gute Hilfen in mir finden, die meinen Wunsch verwirklichen helfen.
Eine andere Meinung war: „An Weihnachten isst man kein Fleisch!" Wer ist „man"? Wer bestimmt das, wer muss das nun so tun? Was passiert, wenn ich doch Fleisch esse, komme ich dann in die Hölle? Oder in den Himmel, wenn ich keins esse?
Diese Floskeln, was „man" tut, oder nicht tut, ist wie eine Drohung und erzeugt Ängste und Muskelverspannungen im ganzen Körper, und zwar ganz automatisch.
Sage ich aber: „An Weihnachten möchte ich kein Fleisch essen", betrifft es mich, und ist eine völlig andere Energie-Schwingung, lässt jedem anderen Raum, und die Freiheit zu essen was er möchte.
Als ich begann, die Irrtümer für jede Bachblüte herauszufiltern, die Mechthild Scheffer in ihrem Standardwerk oft antippt, z.B. „Der Irrtum der Persönlichkeit mit ihrem Höheren Selbst", erkannte ich als meinen schwerwiegenden Irrtum die Bachblüte Nr. 6 Cherry Plum: „Ich muss immer lieb sein." (Natürlich zu anderen) Und: Die Angst vor Beschämung. Mir wurde ganz übel, als ich nach und nach und immer tiefer erkannte, was dieser Satz aus mir gemacht hat. Fast hellsichtig erahnte ich schon als Kind, was andere wollen und brauchen und denken, und ich beeilte mich, so „lieb und pflegeleicht" zu sein wie nur möglich, um ungeschoren davonzukommen. Ja, dieses Wort ist es, was ich mit Kritik, Entwertung, bestraft, weggeschickt oder verlassen werden, verbinde. Entsetzlich, diese Angst, die keinen Namen hatte! Ich

sah mich so deutlich als Kind von 2 - 4 Jahren und fühlte endlich, was so lange perfekt unterdrückt war. Ich selbst verschloss mich damals ganz. Eigene Wünsche? Eigene Gedanken? Eigene Ziele? Ich fand keine mehr.
In „Celestine" war der Satz: „Und keiner kam auch nur auf die Idee, dass ich überhaupt Bedürfnisse haben könnte!"
Eine Frau brach direkt in Tränen aus, als ich ihr diese Worte erzählte. So viel Schmerz, ein Leben lang perfekt unterdrückt, gar nicht mehr bewusst - sichtbar nur im Körper, der vor lauter Verspannung dauernd andere Krankheiten produzierte. Ich las Louise Hay, Organsprache, Schicksal als Chance, Krankheit als Weg, Wenn die Seele den Körper nicht gesunden lässt (aufgrund der Glaubensmuster und Denkirrtümer). Auch Edgar Cayse und viele Bücher mehr, fand viele Antworten aber keine Lösung für meinen Schmerz. Allerdings wurde mir eins immer klarer:

Alles geschieht mir nach dem, wie ich denke,
was ich erwarte, oder befürchte.

Und dann, im Dezember 1999 fand ich das Buch „The Work of Byron Katie", von Moritz Boerner, im Goldmann Verlag. Ich werde Moritz dankbar sein, solange ich lebe, dafür, dass er uns hier in Deutschland, diese geniale, wunderbare einfache Technik aus Amerika herüber brachte und übersetzte. Ich besuchte bei ihm mehrere Seminare, lernte Katie auf vier ihrer Seminare in Köln und Bad Neuenahr kennen, bewundern und von Herzen lieben. Sie zeigt in solcher Klarheit mit ihren einfachen Fragen den Weg aus JEDEM Dilemma, Schmerz, Groll, Kummer und Leid heraus.
Das Wichtigste für mich war: Es gibt nur drei Arten von Angelegenheiten:

MEINE - DEINE – GOTTES

Gottes Angelegenheit, Seine Pläne sind das, was in der Natur geschieht - die vier Jahreszeiten, Tage voller Sonne, Nächte strahlender Sterne, jegliches Blühen, Reifen und Vergehen in nie endender Fülle, im steten Wechsel und Wandel; aber auch ein Erdbeben, Überschwemmungen, Vulkanausbrüche, Hungersnot oder ein Flugzeugabsturz und ähnliches.

Als mir das tief innen bewusst wurde, waren mit einem Schlag 85 % aller meiner „Probleme" vom Tisch!

Denn, wessen Angelegenheit ist es, wie andere sich verhalten? Ihre. Das ist die Realität. Wenn mir das nicht gefällt, ich sie ändern will, habe ich Stress! Die Erlösung davon heißt: „Was stört mich am andern am meisten?" (z.B. Er ist so egoistisch) Katie: „Dreh's um." Ich bin egoistisch, oder ich sollte auch mal egoistisch sein! Das heißt, oft stört uns am andern, dass er ganz einfach so lebt, und das tut, was wir uns selbst nie erlauben würden - aus Angst!

Welche? wähle eine Bachblüte, z: B: Rock Rose – Panische Angst verlassen zu werden.

Katie fragt immer: „Willst du die Wahrheit wissen?" Das bedeutet, willst du erkennen, dass die ganzen Meinungen, Glaubensmuster und Storys, die wir über Gott und die Welt erzählen und behaupten, in Wirklichkeit Interpretationen, Irrtümer, ja Lügen sind?

Ich erkannte seither, dass alles zwar zum Teil, und MANCHMAL so ist, und vieles schon sooo lange vorbei ist, und dass nur mein Widerstand und Groll die alten Wunden weiter bluten lässt!

Du musst das loslassen, vergessen, vergeben usw. funktioniert leider nicht, auch draufgesetzte Affirmationen sind nur wie ein Pflaster, das man auf einen eiternden Splitter klebt - erst wenn der Splitter rausgezogen ist, heilt alles von selbst!

Und das macht „The Work". Mit den Bachblüten finde ich für jede schmerzliche Situation eine unterdrückte Angst und den Irrtum des Denkens, und komme sehr schnell zur Lösung mit den richtigen Fragen und bin wieder im inneren Frieden.

Letztendlich bestimmen meine Glaubensmuster mein ganzes Leben, sie schaffen die Rahmenbedingungen für diese oder die nächste Inkarnation, und je mehr ich vom Irrtum zur Wahrheit komme, desto leichter und heiterer wird mein Leben.

Unbewusst an einem Irrtum festhalten, ist wie ein Druckfehler, der auf jede Kopie (Lebenssituation) übertragen wird, ohne dass man es merkt, und dann wundert man sich, dass im Leben immer wieder dasselbe passiert. Dazu passt 36 Wild Oat: Neue Prioritäten, Neue Ziele setzen und die fixierten Vorstellungen über frühere Entscheidungen neu überdenken, überprüfen mit „The Work"! Man müsste, ich sollte, die andern haben die Fehler gemacht ... Ist das wahr? Was ist die Realität? Und heute?
Wessen Angelegenheit?
In welchen Vorstellungen, Irrtümern bin ich gefangen in Bezug zu meinen Eltern, meinen Kindern, zur Partnerschaft, zum Chef, zu Mitarbeitern, zu Nachbarn, zu Geschwistern, und ganz wichtig - ZU MIR SELBST? Was denke ich über mich, wie „sollte" ich sein und wie bin ich?
In einem Kurs „Bewusst essen" war die tägliche erste Übung: Stell dich nackt vor einen Spiegel und schau genau hin, betrachte deinen Körper von allen Seiten - welche Gedanken, welche Gefühle kommen dabei hoch? Zu wieviel Prozent von Hundert bin ich mit meinem Körper einverstanden? Der Körper sollte anders sein, größer, kleiner, dünner, dicker, ohne Schmerzen - Ist das wahr? Wie ist die Realität? Jetzt? Er ist wie er ist, jetzt, vollkommen. Das, was uns Probleme macht, ist, wie wir darüber denken.
Katie: Setz dein „Denken" ein, statt Körper. Also: Mein Denken sollte anders sein! Wie lebe ich, wenn ich immer unzufrieden bin mit dem, was nun mal so ist? Im Dauerstress. Kein Nilpferd würde sich jemals wünschen, so zu springen wie eine Gazelle, es genießt einfach sein „So Sein", warum nur müssen wir Menschen uns immer mit andern vergleichen und entwerten, statt glücklich zu sein, so wie man ist? Liegt es an der Werbung, an den Medien, an den Kollegen, oder wie so „vieles", an den Eltern?
Zum Beispiel könnte ich fragen: „Was ist MEIN GRÖSSTER IRRTUM im Denken über meinen Vater? / meine Mutter ?" Ich wählte für Vater „37 Wild Rose": Mein Denken war so fixiert auf Hilfe und Unterstützung von ihm, und es hat fast mein ganzes Leben gebraucht, durch viele andere Erwartungen dieser Art, bis ich mir „ERLAUBTE", SELBST ZU ENTSCHEIDEN, was für mich rich-

tig ist. Dazu wählte ich noch „31 Vervain" - die Blüte der Selbstverantwortung, und „3 Beech" - Toleranz und Verständnis für ihn und mich.
Der Hauptirrtum war wirklich meine große, aber unbewusste Erwartungshaltung, die ich nun, da sie mir bewusst wurde, in ganz neuem Licht sehe. Mein Vater tat wirklich alles, was in **seiner** Macht stand, für jeden - aber ich wünschte mir was ganz anderes! Nähe, Zeit, Gespräche; ein Lächeln ...(Er war ein erfolgreicher Geschäftsmann und Marine-Offizier, Jahrgang 1890).
Durch meine Arbeit und Forschung mit den Irrtümern des Denkens, erkannte ich immer deutlicher wie automatisch dieses Denken die Menschen beherrscht.
Zum Beispiel „17 Hornbeam": - überfordert sich automatisch für andere.
„The Work" hilft, diesen Irrtum zu untersuchen, denn ihn einfach loszulassen funktioniert nicht, weil die AUTOMATIK aus dem UNBEWUSSTEN läuft.

1. Ich überfordere mich automatisch für andere.
2. Ich lasse mich automatisch von anderen überfordern.
3. Ich überfordere automatisch andere.
4. Ich überfordere automatisch meinen Körper, selbst dann noch, wenn er total erschöpft ist, z.B. mit Sport, Ernährung und ähnlichem, was ANDERE empfehlen.

Welcher Irrtum steht noch dahinter? Zum Beispiel „2 Aspen" - Kann nicht unterscheiden. Oder „4 Centaury" - Ordnet sich andern unter. Oder „6 Cherry Plum" - Angst vor Strafe, muss immer lieb sein. Wählen Sie selbst, und schauen in Ruhe nach Innen.

Ab und zu nehme ich mir die Zeit und das Interesse, für mich diese Übung zu machen; wenn mal wieder etwas schmerzt. Dabei merkte ich, auch bei Gruppenmitgliedern, wie sehr sich manches Glaubensmuster, manch ein Irrtum so vehement wehrt, durchschaut um aufgelöst zu werden. - Im Innern sah ich ein Bild

- ein Hamster im Tretrad und erkannte: Jede Speiche des Rades ist ein Denk-Irrtum, - und was geschieht, wenn eine Speiche nach der anderen herausfällt? Der Hamster fällt raus! Er fällt aus seiner ganzen Denk-Tretmühle heraus, aus allen Gewohnheiten, aus allem was er glaubte. Und das tut zunächst sehr weh! (Ich brauchte oft mehrere Tage und Nächte, um diesen Schmerz zuzulassen, bis er sich auflöste!) Doch nun stehen ihm viele neue Wege und Möglichkeiten offen, (Bachblüte „29 Star of Bethlehem", Angst vor Veränderung). Aber will er das? Ist es nicht (manchmal) bequemer, im gewohnten Trott weiter zu leiden, als in der Freiheit frischen Wind zu atmen und neue Ideen und Möglichkeiten auszuprobieren, ohne Angst was die Leute sagen, selbst wenn ich auf einiges verzichten muss („36 Wild Oat") was ich durch viele FAULE KOMPROMISSE eventuell gewonnen habe?

Das Leben besteht aus vielen Zyklen, die eine ganze Weile laufen, aber irgendwann zu Ende sind. Die Umwelt gibt viele Botschaften, dass das Neue schon in der Nähe ist, und was ist leichter, mit dem Leben zu fließen, oder das Alte festhalten wollen ?

Da taucht eine neue Frage auf. Könnte es sein, dass das Ego, welches aus lauter Denkgewohnheiten und Glaubensmustern besteht, kämpft, ums Überleben kämpft, und wie das Tretrad bestehen bleiben will, dass es kämpft gegen Gott, gegen Liebe, gegen die Wahrheit, gegen die Realität, gegen all das, was IST, weil das Ego nicht weiß, dass es sich mit Gott, mit der göttlichen Energie, jederzeit verbinden, ja verbünden könnte und dadurch selbst göttlich würde?
Und, zur Übung, welche Angst könnte dies verhindern? Ich wählte „12 – Gentian" - die Angst vor Glück und Erfolg, Angst vor neidischen Angriffen!
„The Work": Ist das wahr? Wie fühlst du dich, wenn du so denkst? Wie würdest du handeln, ohne diese Gedanken? usw.

Durch bewusstes Erkennen dieser Ängste, Irrtümer und Glaubensmuster, indem ich sie untersuche und hinterfrage, lösen sie sich von selbst auf, ich muss nichts mehr unterdrücken, bekämpfen, ablehnen oder fürchten - nur fragen: – „Ist es wahr? Wessen Angelegenheit ist es? Was sind die Fakten? Was ist die Realität? Welche Angst steht dahinter? Welcher Irrtum? Kannst du wirklich wissen, dass es anders besser wäre?"

Die Bachblüten antworten in so klarer Art, dass es mich immer wieder tief berührt, wenn ein Suchender plötzlich selbst erkennt und in den Augen ein Leuchten entsteht. Ich nehme die Fragetechnik gerne zu Hilfe, wenn mir nicht gleich klar ist, was in meinem Denk-Karussell rumort.

Die Frage: Was stört mich am meisten?

Was hätte ich mir gewünscht? Dann schauen, welcher Irrtum, welche Angst zeigt die gewählte Blüte - und warten, bis das Herz antwortet, das Gefühl aufsteigt,
und die Wahrheit erscheint ...

„Ein Mensch schaut in die Zeit zurück und sieht:
Sein Unglück war sein Glück!"

Eugen Roth

Das nächste Mal, wenn der „Teufel" (Irrtum) dich an deine schlimme Vergangenheit erinnert, erinnere ihn an seine schlechte Zukunft! (Wenn er weiter irrt.)

Das Gestern ist ein geplatzter Scheck, das Morgen ein noch nicht eingelöster Wechsel und das Heute ist reines Bargeld.

IRRTUM , INTERPRETATION, PROJEKTION

Postulate, Glaubensmuster, Überzeugungen und Urteile, die UNBEWUSST UND AUTOMATISCH im Denken ablaufen, bestimmen unser Leben, unsere Gesundheit und Erfolg oder Misserfolg.

Ich erkannte eines Tages, wie viele meiner Meinungen ein Irrtum, eine Täuschung waren, und begann mit der Fragetechnik und den Bachblüten die gravierendsten Irrtümer meines Lebens herauszufinden. Ich war sehr beeindruckt, wie tiefgreifend solche Denkmuster SICH im täglichen Leben auswirken.

Ich wähle blind immer drei Bachblüten:
Beachte das POSITIVE Grundmuster der Blüte, die FÄHIGKEIT die ich habe, die ANGSTSTRUKTUR, und jetzt den dazugehörenden IRRTUM.

Ein Irrtum ist ein Fehler, ein Trugschluss und muss verändert oder bewusst erkannt und aufgelöst werden, soll unser Leben besser werden!
In Kurzform habe ich hier alle drei Muster aufgelistet. Für ausführliche Erklärungen und Erkenntnisse über weitere Aspekte der Bachblüten gibt es viele gute Bücher.

1. **AGRIMONY - der Optimist**
   Verbirgt Ängste und Gefühle
   Irrtum: Verweigert Schattenseiten in sich selbst als Teile der Dualität, des Ganzen.

2. **ASPEN - Vertrauen**
   Angst vor der Angst, vor verletzt werden; negiert zu werden
   Irrtum: Kann nicht unterscheiden zwischen der Realität heute und Vorstellung an Erinnerungen.

3. **BEECH - Toleranz**
Angst, eigene Fehler zuzugeben
Irrtum: Jedes Urteil über andere ist ein Urteil über mich selbst! Man fühlt sich selbst nie gut genug und will deshalb wenigstens die anderen "verbessern".

4. **CENTAURY - Selbstbewusstsein**
Angst, NEIN zu sagen
Irrtum: Ordnet sich anderen Meinungen unter, statt selbst zu entscheiden, was für ihn gültig ist.

5. **CERATO - Intuition**
Angst, auf die innere Stimme zu hören
Irrtum: Verweigert die Erkenntnis, dass die innere Stimme nur zum eigenen Besten führt und sucht weiter nach Antworten in allen möglichen Lehren, Theorien und Meinungen anderer Leute. „Wer stets auf andere vertraut, hat's eigne Haus auf Sand gebaut."

6. **CHERRY PLUM** - **Gelassenheit**
Angst vor Strafe, Beißhemmung
Irrtum: Will nur die positiven Kräfte aktivieren, lehnt Aggressionen ab. „Ich muss immer lieb sein."

7. **CHESTNUT BUD - Verwirklicht neue Erkenntnisse**
Angst vor Manipulation
Irrtum: Zu eigenwilliges Ego: Ich bin nun mal so! Kindliche Trotzhaltung.

8. **CHICORY** - **Freundlichkeit**
Angst vor Nichtbeachtung, Geltungssucht
Irrtum: Erwartet Anerkennung und Zuwendung von anderen, kann sich selbst nicht lieben und achten, ist bereit für „faule" Kompromisse. Sitzt in der Harmonie-Falle.

9. **CLEMATIS - Idealismus**
Angst vor Realität, vor dem was ist
Irrtum: Vergeudet Lebensenergie für Träume, die dann im Alltag fehlt.

10. **CRAB APPLE - Ordnung, Reinheit**
Angst vor Schattenseiten, vor Fehlverhalten
Irrtum: Strebt nach Perfektion, nach Vollkommenheit seiner Ego-Vorstellungen und Wertungen.

11. **ELM - Verantwortung**
Angst, mal Pause zu machen
Irrtum: Zwischen Altruismus und gesundem Egoismus keine Balance.

12. **GENTIAN - Zuversicht**
Angst vor Glück und Erfolg, vor Neid
Irrtum: Der Pessimist, der alles anzweifelt.

13. **GORSE - Hoffnung auf Heilung**
Angst um den Krankheitsgewinn
Irrtum: Verweigert den Erkenntnis- und Entwicklungsprozess. „Was ist gar vieler Menschen Traum?
Die Rentenfrucht am Leidensbaum." E.R..

14. **HEATHER - Einfühlungsvermögen**
Angst um die eigene, eingebildete Wichtigkeit
Irrtum: Bedrängt und erschlägt andere mit zwanghaftem Reden über sich, um Anerkennung zu erlangen, weigert sich, einfach mal zuzuhören, will im Mittelpunkt stehen.

15. **HOLLY - Wahrheit und Liebe**
Angst vor Trennung, wenn Gefühle geäußert werden
Irrtum: Jede Bewertung, was schlecht ist, falsch oder negativ.

16. **HONEYSUCKLE - Wandlungsfähig**
Angst, alte Denkmuster aufzugeben
Irrtum: Schaut in Vergangenes statt ins Jetzt und Heute. Es ist "Bindung" an Vergängliches

17. **HORNBEAM - Lebensfreude**
Angst, auf den Körper zu hören
Irrtum: überfordert sich automatisch für andere

18. **IMPATIENS - Sanftmut, Zufriedenheit, Geduld**
Angst, etwas zu versäumen
Irrtum: Zu hektisch, gereizt und ungeduldig mit sich und anderen.
„Beklagenswert, wer sich verschworen, er hab' noch niemals Zeit verloren!
Bekenn' er lieber, unumwunden: Ich hab' noch niemals Zeit gefunden." E.R..

19. **LARCH - Selbstvertrauen**
Angst, Fehler zu machen
Irrtum: Tiefstapelei und falsche Bescheidenheit, weil es viel zu viel negative Erfahrungen gab.

20. **MIMULUS - Tapferkeit**
Existenz-Ängste aller Art
Irrtum: Im Denken eingerastet
in negativen Überzeugungen

21. **MUSTARD - Heitere Klarheit**
Angst vor dem Schmerz der Entfaltung
Irrtum: Glaubt, dem momentanen Zustand ausgeliefert zu sein, es ist aber die Phase einer Wandlung,
Metamorphose, hab' Geduld.

22. **OAK - Ausdauer**
Angst, mal schwach zu sein
Irrtum: Selbstgewählter Dauerleistungszwang, ohne Freude, ohne Pause
"Ein Mensch sagt, und ist stolz darauf er geh' in seinen Pflichten auf.
Bald aber, nicht mehr ganz so munter geht er in seinen Pflichten unter." E.R.

23. **OLIVE - Im Gleichgewicht**
Angst, nicht gebraucht zu werden
Irrtum: Verausgabt sich, im zwanghaften Nützlichkeitsdrang. Die Sucht, gebraucht zu werden.

24. **PINE - Akzeptanz dessen, was ist**
Angst vor Scham- und Schuldgefühl
Irrtum: Will selbst richten und strafen

25. **RED CHESTNUT - Fürsorge, Zutrauen**
Angst, allein zu sein
Irrtum: Kümmert sich zuviel um andere statt um sich selbst, traut anderen nicht zu, dass sie selbst fähig sind, ihre eigenen Angelegenheiten zu regeln.

26. **ROCK ROSE - Mut, Gelassenheit**
Angst, Panik!
Irrtum: Verharrt angsterfüllt in akuter Situation, hat alles Gottvertrauen vergessen.

27. **ROCK WATER - Innere Freiheit**
Angst, zu gering zu sein, dass alles Mühen umsonst, vergeblich ist
Irrtum: Zu große Eigenwilligkeit, will Veränderung erzwingen, Vorbild sein. Das Beharren des Egos, im Recht zu sein, blockiert die Freude am Tun.

28. **SCLERANTHUS - Unterscheidungsfähigkeit**
Angst, zur eigenen Absicht zu stehen
Irrtum: Re-agiert zu schnell auf äußere Impulse.

29. **STAR OF BETHLEHEM - Regeneration**
Angst vor zu schneller, plötzlicher Veränderung
Irrtum: Weigert sich, neue Möglichkeiten auch nur anzuschauen.

30. **SWEET CHESTNUT - Erlösung**
Angst, Gefühle wie Trauer und Verzweiflung zu akzeptieren
Irrtum: Kampf des Egos, will alte Glaubensmuster behalten.

31. **VERVAIN - Selbstverantwortung**
Angst, zu wenig für andere zu tun
Irrtum: Vergeudet eigene Energie unökonomisch überall, statt sie gelegentlich für die eigene Entfaltung zu nutzen.

32. **VINE - Autorität und Dienen**
Angst vor Macht-, Geld-, und Prestigeverlust
Irrtum: Benutzt die ihr zufließenden Kräfte egozentrisch.

33. **WALNUT - Neubeginn**
Angst, SICH durchzusetzen
Irrtum: Zweifelt an der inneren Stimme, fragt, was die Leute sagen.

34. **WATER VIOLETT - Weisheit**
Angst, verkannt und entwertet zu werden
Irrtum: Vertraut nur noch sich selbst und keinem anderen mehr, versinkt zeitweise in Einsamkeit.

35. **WHITE CHESTNUT - Konzentration auf das Wesentliche**
Angst, Fehlverhalten zu akzeptieren
Irrtum: Hamster im Tretrad, Gedanken-Karussell - sorgt sich und grübelt ständig in Angelegenheiten anderer.

36. **WILD OAT - Zielstrebig, setzt neue Prioritäten für sich selbst**
Angst vor Verzicht auf ehemalige Entscheidungen
Irrtum: Fixiert auf früher getroffene Vorstellungen, will nicht loslassen und neu überdenken aus Stolz und Eitelkeit.

37. **WILD ROSE - Motivation, Vitalität**
Angst vor Selbstverantwortung
Irrtum: Zu fixiert in Erwartung auf Hilfe und Unterstützung von anderen, von außen, als „Trittbrettfahrer", hängt sich an andere.

38. **WILLOW - Versöhnung mit dem Schicksal**
Angst, an die Kraft der Gedanken zu glauben
Irrtum: Sieht sich als Opfer der Umstände und nicht, dass die eigenen Gedanken und Glaubensmuster sich verwirklicht haben

„Ein Mensch dem Sprichwort Glauben schenkt:
'S kommt alles anders als man denkt –
bis er dann die Erfahrung macht:
Genauso kam's, wie ER gedacht!"

E.R.

ÄNGSTE SIND ERINNERUNG

In meinem Buch: „Dr. Bach-Blüten und die Strukturen der Ängste", habe ich 38 VERSCHIEDENE Ängste benannt, die oft nur einen kleinen Unterschied ausmachen, aber völlig andere Glaubensmuster, Irrtümer und Verhaltensweisen erzwingen. Diese Ängste entstehen aus früheren Erlebnissen, die man nicht wieder erleben möchte, die aber dennoch immer wieder passieren. Zum Beispiel die Angst, einen Fehler zu machen, Angst verlassen zu werden, Angst vor Schmerz, Angst etwas zu versäumen usw..

Schließlich haben wir all' diese Situationen überlebt, aber wie denken wir über einen Fehler? über Verlassen werden - könnte das nicht auch eine neue Freiheit sein? Es ist immer wieder die Art, in welchem Irrtum mein automatisches Denken rotiert, das mein Leben steuert.

Fritz Riemann schrieb ein Buch über die 4 GRUNDFORMEN der Angst, was mir damals ganz neue Gesichtspunkte zeigte. Darin geht es:

1. um die Angst vor dem DU, der schizoide Mensch
2. die Angst, ich selbst zu sein, der depressive Typ
3. die Angst vor Wechsel, der zwanghafte Mensch
4. die Angst vor dem Endgültigen, der hysterische Mensch

Das Leben serviert uns aber alles, es basiert auf diesen vier mächtigen Impulsen: Die Erde umkreist in bestimmtem Rhythmus die Sonne, um das Andere, gleichzeitig dreht sie sich um die eigene Achse, um sich selbst. Dazu kommt noch die Schwerkraft, die zentripetal nach innen gerichtete Energie, die das ganze festhält, aber gleichzeitig zieht die Fliehkraft zentrifugal alles wieder nach außen. Die Ausgewogenheit dieser vier Impulse garantiert die gesetzmäßige, lebendige Ordnung, die Lebensenergie.

Katie Byron in „The Work" sagt, Angst hat nur 2 URSACHEN:

1. Der Gedanke, dass ich verlieren könnte, was ich habe, oder
2. der Gedanke, dass ich nicht bekommen könnte, was ich haben will.

Oder basieren alle Ängste auf der einen ANGST, der Angst vor dem Tod?
In prähistorischen Zeiten konnte der Mensch nur im Clan, im Familienverband, in der Wildnis überleben. Ein Ausgestoßen werden führte unweigerlich zum Tod. Allein auf sich gestellt, war man rettungslos verloren.
In diesen Zeiten bildete sich Angst, eine abgrundtiefe Angst vor SELBSTSTÄNDIGEM Denken und Handeln, welche bis heute höchst subtil im Herzen wirkt. Und zwar um so stärker wirkt, je weniger sie bewusst ist. Diese tiefe unbewusste kollektive Angst, der Stimme unseres Herzens MEHR zu folgen, als irgendwelchen öffentlichen Meinungen und religiösen Glaubenslehren - die obendrein schon seit Jahrtausenden ihre reale Begründung verloren haben - lähmt den Widerstand der Menschen gegen Willkür und Beherrschung weit mehr als überhaupt vorstellbar ist!

„Nenne den Teufel bei seinem Namen
und er verliert alle Macht!"

Unser Leben geschieht nur heute, nur jetzt. Was früher war ist vorbei - welche Lehren haben wir daraus gezogen? Wie viele Irrtümer erkannt? Wie viele Ängste als Illusion durchschaut und aufgelöst? Oder habe ich resigniert aufgegeben?

Hier sind so einfache, selbst anzuwendende Techniken, unser automatisches Denken zu erkennen, zu hinterfragen und ein glückliches, gesundes Morgen, eine bessere Zukunft zu beginnen! „The Work" heißt, die Arbeit - und es ist Arbeit, eine glückliche Zeit zu gestalten, alle Rückschläge zu überwinden, und immer

wieder unsere Denk-Irrtümer zu betrachten, zu hinterfragen. Aber, müssen wir nicht auch immer wieder was essen, egal wie satt wir vorgestern waren?
Innerer Widerstand und Groll, gegen das, was nun mal so ist, oder irgendwann geschah, erzeugt Schmerzen im Körper.

AKZEPTIEREN heilt! Akzeptieren; dass es nun einmal so war!

In Wahrheit gibt es kein Problem - außer ich bin dagegen!

Einer der größten Irrtums-Denkweise ist sich als Opfer zu sehen, als Opfer äußerer Einflüsse fühlen, völlig macht- und hilflos ausgeliefert zu sein, wem auch immer.
Welche Ängste verhindern, einfach mal „Nein" zu sagen? Eine eigene Idee zu denken und auch durchzuführen? Wähle Bachblüten! und erkenne sie.
Im Wortschatz des „Opfers" ist es leicht zu erkennen und die einfache Frage: „IST ES WAHR?" macht uns bewusst, dass wir nur Opfer unseres Denkens sind !!!

„Wir sehen bei schärferer Belichtung: Der Mensch reist nur in einer Richtung.
Es liegt so Glück wie Schmerz darin - unwiderruflich geht's dahin!
Und leider kann man Rückfahrkarten in diesem Leben nicht erwarten."

Gott sei Dank!

E.R.

WORT - ERKLÄRUNGEN

Etwas möchte ich besonders betonen, das betrifft den Unterschied von Schuldgefühl und Schamgefühl - Bachblüte „24 Pine" – „will selbst richten und strafen".
Lt. Wahrig Wörterbuch: Schuld ist eine Verpflichtung, z. B. geliehenes Geld - erfordert Gegenleistung, Buße, Bestrafung, Sühne und Wiedergutmachung.
Scham ist ein Bloßgestellt werden vor anderen, beschämt werden für das, was man sagt, denkt, ist. Große Verlegenheit, oft tiefe seelische Verletzung, weil man wehrlos ist und man am liebsten vor Scham in den Boden versinken möchte. Geschlagen, vergewaltigt, sich geschändet fühlen, ausgenutzt, weggeworfen und verlassen. Wie viele Frauen und Mädchen erlitten solche Qualen?

DIE REALITÄT IST ABER: SIE HABEN ÜBERLEBT!

Es ist lange vorbei, und nur die GEDANKEN DARÜBER halten den SCHMERZ FEST IN DER GEGENWART. Dazu gehört die Hoffnung, „dass der, der mich verletzte, es einsehen sollte," und sich bei mir entschuldigt. Das ist hoffnungslos! Dieser Gedanke bindet mich an die Schmerzen der Situation damals. Der Täter glaubt ja, im Recht zu sein - aber das ist seine Angelegenheit, die er mit seinem Gott regeln muss, denn jeder hat die Konsequenzen für sein Tun zu tragen!
Katie hat mit „The Work" sehr einfühlsame, erlösende Beispiele in ihrem Buch, ich kann es nur empfehlen.
Vielleicht gibt es auch einen Menschen, dem ich wehgetan habe, den ich verletzt habe, womit auch immer: Gehe ich hin und sage: „Es tut mir leid."???

Zu Schuldgefühlen ein anderes Beispiel. Ein Vater sagt im Scherz zur kleinen Tochter: „Du hast ja nicht mal deine Windeln bezahlt."
Und noch heute, mit 55 Jahren, hat sie dafür Schuldgefühle, obwohl sie, so bald sie arbeiten ging und verdiente, ihr Geld zu

Hause abgab und sie sagt: „Ich hab' viel mehr als meine Windeln bezahlt." Wie ist die Realität? Kein Baby bezahlt seine Windeln, das ist die Angelegenheit der Eltern. Doch das Schuldgefühl sitzt tief! Sie wählt „31 Vervain", hat immer noch Angst zu wenig zu geben. Angst, ein Geschenk einfach anzunehmen, aus Angst, auch das noch bezahlen zu müssen.
Und nun zu „The Work": Du hast deine Windeln nicht bezahlt - ist das wahr?

> Ja, das stimmt. Alles mögliche andere, aber nicht meine Windeln!
> Was denkst du, fühlst du?
> Vater liebt mich nicht, ich kann doch nicht bezahlen usw..

Das sind Interpretationen! Heute, mit heutigem Bewusstsein sagt sie: „Ja, ich hab' meine Windeln nicht bezahlt, aber ich danke dir dafür!"
Dies ist ein klares Beispiel, was so einfach daher gesagte Worte in einem anderen Menschen anrichten, wie anders sie verstanden, eben interpretiert werden, und die Frage, „ist das wahr", holt diese Worte aus dem Unterbewusstsein und könnte sie vom Schmerz lösen, wenn, ja wenn das der Trotz des Egos zuließe. Das ist nämlich gar nicht so leicht, manchmal.
Den Vater zu beschuldigen ist einfacher als die eigene Interpretation zu hinterfragen. Doch mit der Zeit löst sich die kindliche Trotzhaltung in uns, - oder auch nicht -

DER UNTERSCHIED VON ANGST UND FURCHT

Ängste sind Gefühle der Erinnerung an etwas früher Geschehenes, oft eine Täuschung, ein Irrtum, wenn zum Beispiel ein Seil da liegt und wie eine Schlange aussieht.
Furcht ist real, JETZT. Im Feuer eingeschlossen sein, oder wenn die Flutwelle vier Meter hoch plötzlich durch die Straße rast, wenn uns ein Geisterfahrer auf der Autobahn entgegenkommt. Furcht

ist bewusst erkennen, dass sofort gehandelt werden muss, schützt vor Gefahr.

DER UNTERSCHIED ZWISCHEN LÜGE UND IRRTUM

Lüge ist eine BEWUSSTE Täuschung, Verdrehung von Tatsachen, absichtliche Falschaussage, Meineid.

Irrtum ist ein Versehen, ein Fehlschluss, ein UNBEABSICHTIGTER Fehler.

Die Lüge also ist dem, der lügt, bewusst, an einen Irrtum zu glauben ist unbewusst, oft Gewohnheit.

Bei einer „Work" wurde gesagt: „Sie ist hässlich, so unattraktiv." Ich nahm wieder das Wörterbuch, hässlich, ist das Gegenteil von schön, abstoßend, missgestaltet, deformiert, entstellt, im Verhalten armselig, kleinlaut, gefügig. Es hat nichts mit Hass zu tun, das ist feindliche Gesinnung, Rachsucht, Boshaftigkeit, Abneigung.

Bei „The Work" geht es immer um den Spiegel und wir hatten Schwierigkeit, das Hässliche umzudrehen, aber das Wort gefügig passte haargenau.

Durch falsch interpretierte Worte geschehen unzählige Missverständnisse, falsche Glaubensmuster und Behauptungen, was ein anderer gesagt haben soll, die derjenige völlig anders gemeint hat.

> Da sagte einer: „Die Mutter ist ganz festgefahren." Der andere sagt: „Meine Mutter ist dauernd unterwegs." Um welche „Mütter" geht es hier? Sprachen die beiden wirklich von ihrer Mutter, oder sprach der erste von einer Mutter, zur Schraube gehörend?

Ich achte immer sorgfältiger auf die Worte, ob ich sie richtig verstehe, und frage lieber dreimal nach, um sicher zu sein.

„Der Mensch, der sonst zwar das Vergnügen
recht gern genießt in VOLLEN ZÜGEN
legt just beim Reisen, umgekehrt
auf volle Züge wenig Wert."

Eugen Roth

Viele Irrtümer und Missverständnisse entstehen aus der falschen Interpretation, deshalb nehme ich sehr oft den „Wahrig", (Deutsches Wörterbuch) zur Hand, den mir vor langer Zeit ein geliebter Freund schenkte, um Missverständnisse zu klären. Es war ein Geschenk fürs Leben, zum Abschied - leider.

Das Zitat in der Bibel: Mit den Pfunden wuchern, und wer viel hat, bekommt noch mehr, und wer wenig hat, dem wird auch das noch genommen, - ich konnte das nie verstehen, obwohl es in der Welt so scheint, dass die Reichen immer mehr Zinsen bekommen und die Armen noch ärmer werden.
Das Missverständnis liegt in der Übersetzung: Pfunde, Taler, Talente sind Geldmünzen. Die Wahrheit ist, Gott gibt jeder Seele Talente, Fähigkeiten, Probleme (siehe Monument) und sagt:
Gehe hinaus in die Welt und nutze sie klug, dann will ich dir reichen Lohn geben. Lohn, aber nicht in Form von Geld! Das ist der Irrtum!

So gehen also manche Seelen los, lernen, nutzen mit Freude all ihre Fähigkeiten, überall wo sie nur können, zum Wohle aller Beteiligten, im Gegenteil zu den trägen bequemen Menschen, die sich und ihre Möglichkeiten nur verzetteln.

Die zweite Garnitur benützt ihre Fähigkeiten sehr sparsam, (bringt es zur Bank), gibt nur, wenn der Gewinn hoch ist, oder tut alles für das eigene Ansehen. (Bachblüte „32 Vine")

Die dritte Gruppe, mit nur wenig Talent, erkennt es gar nicht, müht sich auch nicht, (sie vergraben es) und schauen voll Neid und Verbitterung auf die andern. Und so verlieren sie auch noch das Wenige, aber kostbare Talent, weil sie es nicht nutzen.

Es ist unsere Wahl, wie der Lohn sein wird, doch Gott misst mit anderen Maßstäben als Menschen, ER sieht das MOTIV, den Beweggrund, den Grund; der uns in Bewegung setzt, etwas zu tun - oder auch nicht zu tun.

Zu Edgar Cayse kam ein junges Mädchen mit einem unheilbaren Hüftleiden, und er empfahl ihr, das Harfenspiel zu erlernen, weil sie es schon im letzten Leben perfekt beherrschte. Sie tat es, und schon bald gab sie Konzerte und war glücklich.

In „Gespräche mit Gott" sagt ER: Es gibt zwei Motivationen zu handeln: Entweder aus Liebe und Freude, weil es mir und anderen Spaß macht, dann geht es leicht; oder aus Angst, mit Vorsicht und zwanghaft, dann ist es nicht „mir gemäß", sondern anderen zuliebe. (Bachblüte „8 Chicory") Geltungssucht, faule Kompromisse, Harmoniefalle.

FRAGEN ZUR SELBSTERKENNTNIS:
Wähle Bachblüten

1. Welches Talent half mir oft in Schwierigkeiten ?

2. Was ist meine größte Fähigkeit ?

3. Welches Potential ist blockiert, könnte mehr beachtet, gelebt werden ?

4. Welche Talente habe ich bisher unterdrückt ? Welche Angst steht dahinter ? Neue Bachblüte !?

5. Welcher Irrtum verhindert meine Lebensfreude, Freude am Leben, Lieben ?

6. Was ist meine größte Angst ?

7. Welches Denkmuster ist der grundsätzlichste Irrtum meines Lebens, dieser Inkarnation ?

Wieviel davon habe ich bereits erkannt, verwirklicht, und was noch nicht?

Das Immunsystem wird gesteuert von Gedanken der Freude zu leben, zu lieben, - oder von Gedanken der Verbitterung, Groll, Trauer und Enttäuschung, weil so vieles anders lief, als ICH es wollte.
Kann ich wirklich wissen, dass es anders besser gewesen wäre? Nein. Ich kann aber überlegen, was ich dadurch gelernt habe, wozu ich ganz neu befähigt wurde, dann wird vielleicht daraus ein „Danke".

SELBSTMÖRDER können die eigene Ohnmacht nicht mehr ertragen - welch ein Irrtum - über andere herrschen zu wollen, oder sich beherrschen zu lassen! Oder ist es der Gedanke, der Irrtum: Keiner liebt mich, Gott hat mich verlassen?
Ist das wahr? Was zeigt der Spiegel? Wen liebt er? Für wen ist er da? Kann er sich selbst lieben, so wie er ist? Hat nicht er Gott, die Liebe und Güte verlassen, und sich selbst? Denkt er daran, was er den Hinterbliebenen für einen Kummer bereitet?
Trotz alledem, es ist absolut seine Entscheidung, seine Angelegenheit, und niemand hat Schuld! Gott allein entscheidet darüber.
Die eigene Lebensperspektive zu leben, ist der Triumph des Lebenswillen durch Freude am Tun mit allen Talenten und Fähigkeiten zum Wohl und Nutzen aller.

Ich weiß, wovon ich hier rede. Ich habe in meinem Leben in nächster Umgebung von sechs Selbstmorden erfahren.
Da wurde sich aufgehängt, erschossen, aus dem Fenster gestürzt und vergiftet und ähnliches – weil all diese Menschen keinen Ausweg mehr kannten aus IHREN DENKIRRTÜMERN; aus IHREN GLAUBENSMUSTERN!

Aus diesem Grund liebe ich so sehr die Technik von „The Work", die Bachblüten und die Spiegelgesetz-Methode, darin ist jede Hilfe, jedes Verständnis für solche Situationen voller Verzweiflung und vor allem Wege und Möglichkeiten da wieder raus zu kommen und zu sich Selbst und der eigenen Lebens-Idee zurück zu finden! Wenn vielleicht auch nicht jeder das möchte – aber die Entscheidung liegt bei jedem selbst und hiermit hat jeder wenigstens die Wahl!

MUTTER

Neben dem Wort „Liebe" ist das Wort „Mutter" das am meisten falsch verstandene und falsch gebrauchte Wort.
Die Psychologen machen aus alter Gewohnheit und ohne zu überlegen, immer wieder die Mutter ihrer Klienten für alles mögliche verantwortlich.
Aber: Was heißt Mutter? Denkt man dabei an Maria, die Mutter Jesu? Die alles Verstehende, Verzeihende und Schweigende, die die Worte in ihrem Herzen bewahrt?
Das Sprichwort „Gott kann nicht überall sein, deshalb schuf er Mütter", trägt auch noch dazu bei, die übergroßen Erwartungen unserer Gesellschaft, vor allem der Männer zu unterstützen.
Mutter aber ist: Ein junges Mädchen, auf der Suche nach IHREM Weg durchs Leben, nach dem richtigen Beruf, nach einem Partner der sie liebt, wird schwanger und gebärt nach neun Monaten ein Kind. Doch kaum hat sie sich von der schweren Last ihres Leibes gelöst, stülpt ihr die Gesellschaft das zehnfache an Last auf ihr SEIN, was als Mutter jetzt sofort und immerwährend von ihr erwartet wird, wie sie zu sein hat, was sie zu tun und zu lassen hat - ohne jegliche Ausbildung! Kein Mädchen, keine Frau kann DIESEN Anforderungen jemals gerecht werden, und dennoch versuchen es die meisten Tag und Nacht! Jahrelang!
Ich glaube, dass dieser unerfüllbare Anspruch der Gesellschaft, der Ärzte und der Literatur der WAHRE GRUND ist für die vielen, vielen Frauenkrankheiten; es ist wie ein ewiges Rennen auf einer Rolltreppe nach oben, die aber nach unten läuft - man kommt nie an. Es ist nie richtig, wie sehr man sich auch bemüht.
Eine junge Frau wird doch nicht plötzlich zum Adepten, allwissend und weise für jede Situation des Lebens, nur weil sie geschwängert wurde und ein Baby zur Welt brachte! Wie viele müssen trotzdem weiter zur Arbeit gehen, werden von den „Vätern" ihrer Kinder kaum unterstützt, eher noch misshandelt oder verlassen, denn auch die jungen Männer haben keine Ahnung, wie ÜBERAUS WICHTIG SIE SIND für die seelische Gesundheit ihrer Kinder.

Die Gesundheit eines Staates beginnt in der Geborgenheit einer gesunden Familie - und wie sieht es bei uns aus? Es fehlt generell eine gute Ausbildung für das Leben, es fehlt die Vorbereitung auf all das, was in der Ehe, was als Eltern auf junge Menschen einstürzt.
Nur in esoterischen Kreisen, in denen viele Ursachen und Wirkungen bewusst gemacht werden, kann man lernen, besser damit umzugehen.
„ALLES" wird niemals richtig sein, Kinder und Jugendliche werden immer weiter die Mutter, den Vater für ihr EIGENES Fehlverhalten beschuldigen, statt es selbst dann besser zu machen, aber damit müssen wir nun mal leben. Es gibt eben nichts und niemanden, der alles immer richtig macht für jeden Beteiligten einer Situation. Wir Mütter sollten uns darüber bewusst werden, dass wir auch nur einfach „Menschen" sind, all die Ansprüche, die wir so unbewusst übernommen haben, manchmal VERGESSEN, und uns auf uns selbst besinnen, auf Freude zwischen aller Pflicht!

Auch die Kinder sind bereit zu lernen und Liebe zu geben.

KINDER

Deine Kinder sind nicht Deine Kinder.
Sie sind die Söhne und Töchter
der Sehnsucht des Lebens nach sich selbst.

Sie kommen durch Dich,
sind aber nicht von Dir
und obwohl sie bei Dir sind,
gehören sie Dir nicht.

Du kannst ihnen Deine Liebe geben,
aber nicht Deine Gedanken,
denn sie haben ihre eigenen Gedanken.

Du kannst ihrem Körper ein Heim geben
aber nicht ihrer Seele,
denn ihre Seele wohnt im Haus von Morgen,
das Du nicht besuchen kannst,
nicht einmal in Deinen Träumen.

Du kannst versuchen, ihnen gleich zu sein,
aber versuche nicht, sie Dir gleich zu machen.
Denn das Leben geht nicht rückwärts
und verweilt nicht im Gestern.

Du bist der Bogen, von dem Deine Kinder
als Pfeile ausgeschickt werden.
Lass Deine Bogenrundung in der Hand
des Schützen Freude bedeuten.

Kahlil Gibran

ERKENNE DICH SELBST!
UND WIE?

Im Buch der Bücher, der Bibel, ist es der Splitter im Auge des Andern, und der Balken im eigenen Auge. Das Spiegelprinzip, wie außen - so innen, ein jeder kennt es, weiß davon, aber wie erkenne ich MICH wirklich im andern? ICH BIN DOCH GANZ ANDERS! Oder?

Jeder Mensch hat die Möglichkeit; alle Gedanken die es nur gibt, zu denken, jeder kennt die ganze Skala aller Gefühle und Emotionen, aber er hat auch die Wahl, was er SICH von all dem zugesteht und lebt. Wie viel davon er sich verbietet, untersagt und unterdrückt, oder zeigt.

Meine Frage war oft: „Was möchte ich JETZT eigentlich am liebsten tun?" Und die Antwort kam sofort ganz klar aus dem Inneren - und dann sofort ein: aber ...

Die erste Antwort kam aus dem Herzen, das „aber" vom Ego mit den verrücktesten Argumenten. Was sollen denn die Leute sagen - (na was denn, und welche Leute , wer denn?) das kann man doch nicht machen (wer ist man?) usw. usw..

Die Regeln, Gebote und Verbote, die vielen Kindern eingetrichtert werden - und sie kennen noch keine Alternativen - sind die Regeln unserer Urahnen. Haben sie denn heute noch Gültigkeit? Ist das ein Grund, dass die Jugendlichen so aufbegehren?

Die Fragen von „The Work" haben mir sehr bewusst gemacht, was für einen UNSINN MEIN DENKSYSTEM SO AUTOMATISCH immer wieder von SICH gibt. Die Frage „Ist das wahr?" steht direkt neben mir - und: dreh' es um - zeigte mir, dass ich genau so bin - manchmal! Kein Mensch ist immer gleich, je nach Situation, auch ob er Schmerzen hat oder nicht, lässt ihn unterschiedlich reagieren.

Noch viel intensiver, direkter ist die Spiegelgesetz-Methode von Christa Kössner. Alles, was mir irgendwo auffällt, mich aufregt, ärgert, oder auch gefällt, genau das tue ich mit mir! Genau so behandle ich meinen Körper, und damit erkenne ich selbst, Stück für Stück, täglich eine neue Seite in mir, die ich bisher nicht lebte, nicht erkannte oder unterdrückt habe.

Es beginnt mit meiner Bewertung, bezeichne ich den andern als böse, hinterhältig, dumm oder ähnlich, dann bin ich auch zu mir selbst böse, hinterhältig und dumm. Nehme ich nun bewusst die freundlichere Wertung: Böse ist auch individuell, steht zu sich. Hinterhältig ist diplomatisch; und dumm, hat seinen eigenen Maßstab, eigenes Zeitempfinden. Damit ist schon mal die stärkste negative Energie in mir viel geringer.

Ich gehöre zu den Menschen, die die Wahrheit wirklich wissen wollen, ich bin es leid, zu leiden wegen der Verhaltensweisen der anderen! (Welche Angelegenheit ist es, wie sie sind?)
Nun, sie alle sind meine Lehrer, meine Helfer, um mir zu zeigen, wie lieblos ich mit mir selbst umgehe, wie ich mich weiter bestrafe, mir keine Freude erlaube, als wäre ich immer noch das dreijährige Kind, - manchmal - gelegentlich-.
Wir wurden sehr streng dazu erzogen, sofort in der Straßenbahn aufzustehen, wenn Erwachsene kamen, und noch heute, mit über siebzig Jahren, ist in mir das Gefühl, egal wo ich sitze, ich soll weggehen, weil ein anderer da hin will. Verrückt, oder?

Vor kurzem auf der Autobahn in einer Baustelle. Erlaubt waren 60 km, ich fuhr fast 80 km, da blinkt und hupt einer hinter mir und winkt, ich soll rüberfahren, da fuhr aber ein schlingernder Wohnwagen nach dem andern und ich geriet fast in Panik. Dann schaltete ich die Warnblinkanlage ein, und sofort gab der Drängler hinter mir Ruhe, der Wohnwagen fuhr mehr rechts und ich konnte vorbei. Meine Beifahrerin sagte: „Ich wäre rüber gefahren" (wie immer).

Auch sie hat ein ähnliches Muster, und nur deshalb, weil dieses Denkschema noch in uns ist, fühlen wir uns immer wieder bedrängt.

Eine neue Affirmation z. B. „Ich bin berechtigt, hier zu sein!" Ist wie ein Pflaster auf die Wunde und löst nie das Gefühl.

DIE LÖSUNG KÖNNTE IN ETWA SO AUSSEHEN:

THE WORK:	Ich sollte immer aufstehen und Platz machen Ist das wahr? Immer? Was fürchte ich wenn ich bleibe? Welche Bachblüte? Dass der andere sauer ist. Wessen Angelegenheit ist es, wenn er sauer ist?
SPIEGEL:	Erwarte ich, dass andere Platz machen, wenn ich komme? Was denke ich, wenn sie es nicht tun? Bin ich sauer, wenn andere nur tun, was sie wollen? Wie also achte ich mich, meine Wünsche, meine Bedürfnisse, die meines Körpers? Soll mein Körper aufstehen wenn er müde ist?
LÖSUNG:	Ich unterscheide bewusst, wo und wann es gut für mich ist, aufzustehen oder sitzen zu bleiben, und für wen, und fühle mich frei und glücklich.
BACHBLÜTE :6	z. B. Cherry Plum - mein alter Irrtum: Ich muss immer lieb sein, tun was andere wollen, sonst Angst vor Strafe. Es könnte auch „4 Centaury" sein - die Angst „Nein" zu sagen. Irrtum - ordnet sich andern unter statt selbst zu entscheiden.

Seitdem ich diese Zeilen entwarf, kann ich überall sitzen, OHNE irgend eine Angst!
Es könnte noch manch anderer Irrtum, manch andere Angst sein, das ist sehr individuell, und mit den Bachblüten leicht heraus zu finden.
Ein anderer Spiegel: Wir haben zur Zeit August 2002, der Monat mit noch nie da gewesenen Regenmassen, die große Überschwemmungen in vielen Gegenden anrichteten und nicht nur in Europa und China. Jeder sieht täglich die Filmberichte von den Katastrophen-Gebieten. Nun die Frage: Was berührt mich davon am meisten? Der eine sieht und fühlt auch in sich die OHNMACHT den Naturgewalten gegenüber. Den andern berührt die immense Welle der HILFSBEREITSCHAFT, die vielen Helfer, die Tag und Nacht im Einsatz sind. Jeder hilft eigentlich gerne - aber wo wird unsere Hilfsbereitschaft und Liebe derart gerne und dankbar angenommen? Denn hier war die richtige Hilfe am richtigen Platz. Wer traut sich, um Hilfe zu bitten? Wo stülpt man anderen eine „Hilfe" über, die gar nicht gewollt ist?
Für mich war das Schlimmste, das Gefühl und der Gedanke: (Irrtum!) Alles MÜHEN IST UMSONST, vergeblich. Mit so viel Arbeit haben die Leute ihre Heimat nach der Wende wieder aufgebaut - die Flut spült einfach fast alles weg. Wie viele Sandsäcke wurden von Tausenden gestapelt - und hier und da bricht dennoch ein Damm nach dem andern.
Dresden ist meine Heimat - erst die Bomben und Feuersbrunst, jetzt die Flutwellen, meine schöne geliebte Heimat! Ich weinte und weinte, und wie die Fluten der Elbe, so spülten meine Tränen auch alle Dämme und Mauern weg, die ich in siebzig Jahren in mir aufgebaut hatte. Denn im Gegensatz zum Außen, wo die Sandsäcke nach der Katastrophe wieder weggeräumt wurden, blieben die Mauern in mir bestehen.
Wasser steht für die Gefühlsebene, und wie viele Menschen unterdrücken alle möglichen Gefühle, sogar die der Liebe, der Zuneigung und der Dankbarkeit, auch Ärger, Zorn und Wut.

Alles Mühen ist umsonst? Natürlich ist das nicht wahr. Das Leben gibt und nimmt, Freunde kommen und gehen wieder, wir bauen etwas auf, leben eine Weile damit, und verkaufen es, oder wie hier, wir verlieren es wieder. Solche Situationen sind die Chance zu überlegen, zu UNTERSCHEIDEN: Was ist zu retten? - auch eine Ehe, - ein Beruf, ein Hobby, oder ähnliches, oder wäre es sinnvoller, woanders ganz neu zu beginnen? Bachblüte „33 Walnut" - der Neubeginn:
In Wahrheit benötigt der Mensch sehr wenig um glücklich zu leben, wir haben doch viel zu viel Krempel angehäuft, man sah es in den Kellern, die durch die Überschwemmung nun wirklich vollkommen entrümpelt werden mussten, weil alles verdorben war und stank. „Keller" steht für die ältesten, unbewussten Ansammlungen der negativen Glaubensmuster in der Vergangenheit - also endlich weg damit! (Siehe: Feng Shui und das Gerümpel des Alltags) MIT KÖSTLICHEM Humor geschrieben.
Die Wassermassen bedeuten auch Grundreinigung, aber dadurch wird zunächst auch viel alter Schlamm, SEELISCHER MÜLL, hochgespült und endlich gesäubert. Ja, „wie außen so auch innen!" Viele der Menschen haben es auch erkannt, die im TV gezeigt wurden.
Dass man „Dämme" errichtet, innen, wenn zu plötzlich zu viel auf einmal auf einen Menschen einstürzt, ein plötzlicher Todesfall, eine unerwartete Trennung oder Krankheit, ist normal, es hilft im Moment zu überleben. ABER SIE MÜSSEN WIEDER WEG, denn daraus entstehen chronische Krankheiten! Sie waren nicht umsonst, sondern damals eine Hilfe, doch wenn sie bleiben, steuern SIE unser Leben, und wir vermeiden viel Schönes, aus Angst vor neuem Schmerz. (Ist das wahr?)
Wäre ich bereit, solch alte Erlebnisse noch mal mit „The Work" und Bachblüten zu untersuchen, sie aufzulösen und mich wieder leicht und frei zu fühlen wie ein Kind? Oder weitergrollen?
Gegenwärtigen Ärgernissen erlaube ich nicht mehr, in mir Wurzeln zu schlagen, ich hab' ja nun wirklich die genialsten Techniken! JA, ICH ERKENNE MICH SELBST und ich weiß jetzt auch wie!

In jedem Menschen, in Tieren, in der Natur, sogar in meinem Auto spiegelt sich ein Teil von mir SELBST! Ist das nicht wunderbar? Überall begegne ich mir - Teilchen von mir!
Vor allem auch dann, wenn ich die Schönheit einer Blüte betrachte, den eigenwilligen Charme meiner Katze, die totale Angstfreiheit von Byron Katie, die Liebe in den Augen meines Sohnes und vieles mehr! Wir leben in der Dualität, es ist die eigene Wahl, die eigene Entscheidung, was wir als gut oder schlecht bewerten (siehe „15 Holly"), denn genau DEM ENTSPRECHEND gestaltet das Universum unsere Welt, eben so, wie wir sie denken und dann auch so sehen!
Christa Kössner im „Spiegelgesetz" sagt: Jeder hat seine eigene Vorstellung von Gott, manche sehen in ihm Schönheit, Güte, Weisheit, Liebe - sie finden dies auch in sich selbst, für sich selbst, und in allem was lebt. Andere glauben (wie ich auch früher als Kind) Gott sieht alles, jeden kleinen Fehler, wird sofort bestrafen, und so sah auch ich in mir NUR FEHLER, egal was ich tat, sah die Fehler, die andere machten, ich fühlte mich ständig kritisiert und war voller Ängste, die ich nicht mal benennen konnte.
Wahrscheinlich schrieb ich deshalb ein ganzes Buch über 38 Strukturen der Ängste. Damit konnte ich sie benennen, erkennen und sie verschwanden.

Zum Auto als Spiegel erlebte ich folgendes:
Im Restaurant traf ich ein Ehepaar und setzte mich zu ihnen. Im Gespräch sagte er: „Ich muss noch zur Werkstatt, ein Reifen ist platt." Ich fragte: „Welcher? Links oder rechts, hinten oder vorne?" Sie sahen mich völlig perplex an – „ja, rechts, hinten." Ich fragte: „Was ist mit Ihrem rechten Fuß?" „Oh, den hab ich mir schwer verknackst, vertreten."
Rechts ist die männliche Seite und steht für die Lebenssituation, einen Irrtum des Denkens, was er als Mann zu tun „hätte"! Ein doppelter Hinweis! – Meine Autobatterie war völlig leer und kaputt, als ich dieses Buch hier beendet hatte! Das heißt, jetzt beginnt ein neuer Lebensabschnitt, mit neuer Batterie (Energie)!

ERNÄHRUNG

Jeder Mensch ist wie eine Suppe mit vielerlei Zutaten - jeder der kommt, tut etwas dazu, von dem was er hat, und ich gebe jedem, der da ist, von dem, was ich habe. Durch jede Begegnung verändert sich die „Suppe", mal schmeckt sie süß, oder herzhaft, dann völlig versalzen oder zu sauer. Wie lange noch sind wir bereit, eine „Suppe" auszulöffeln, (eine Situation zu ertragen) die uns überhaupt nicht bekommt, sondern Bauchweh und Übelkeit verursacht?
Welcher Denk-Irrtum zwingt uns dazu? Die Angst „nein" zu sagen? Sich unterzuordnen und sich fremdbestimmen zu lassen? Bindung an alle möglichen Gewohnheiten? Sich ausgeliefert fühlen? Wähle drei Bachblüten! Vielleicht erkennst du sogar, dass die „Suppe" doch gar nicht so schlecht ist, und durch einige neue Zutaten (Toleranz, Geduld, Spiegel) gerettet werden kann. Oder es wird dir endlich bewusst: Also nein, wirklich nicht, - solche „Suppen" bekommen mir auch beim besten Willen nicht mehr. Welche statt dessen?

WAS MÖCHTE ICH EIGENTLICH AM LIEBSTEN TUN?

Das ist im ganzen Leben immer wieder DIE FRAGE!
Das Bestmögliche tun und geben, dann irgendwann, wenn es Zeit ist, zu gehen, ohne Bedauern weitergehen im eigenen Leben, auf dem eigenen Lebensweg, auch wenn man fürchtet, andere sitzen zu lassen, zurück zu lassen - das ist ein Irrtum, denn jeder hat das Recht und auch die Fähigkeit, nach eigener Wahl, ihm gemäß zu leben, zu gehen, zu sitzen und zu essen! Wie lange habe ich mich angepasst, ihm zuliebe, der Harmonie wegen, oder, oder ...
Bei keinem Thema gehen die Emotionen so hoch, werden Streitgespräche so heiß geführt, so lange diskutiert wie beim Thema Ernährung. Diäten, Fasten, Hungern.
Soviel Hunger nach Liebe, nach Anerkennung - und keine Kost, ob mit oder ohne Kochtopf, roh oder vegetarisch, wird diesen

Hunger jemals stillen können. Ich weiß das! Ich habe so vieles ausprobiert, in jeder Zeitschrift stehen ja die verrücktesten Vorschläge, und irgendwann war ich über die gesamte Esserei, was man soll oder nicht soll, derart verwirrt wie nie in meinem Leben - wusste aber auch wieder nicht, was statt dessen?

Der esoterische, spirituelle Weg ist ähnlich. Ich besuchte so viele Seminare, Kurse, Workshops, studierte hunderte Bücher jeglicher Weisheitslehren, fand immer mehr Wissen, aber keine Weisheit über das, was ich FÜR MICH brauchte.

Der nächste Bereich ist die Mode - was man trägt, was heute „In" ist, welche Farbe alle tragen sollen, und es gibt genug Leute - vor allem junge Leute - die das alles nachmachen, ganz egal, ob die Farbe, der Stil, die Form zum eigenen Körper passt. Wie innen - so außen! Die äußere Hülle entspricht genau dem inneren Zustand, JETZT.
In einem Seminar war ich selbst überrascht, wie sehr mich die Kleidung mancher Teilnehmer störte, ich überlegte, wie ich sie anziehen würde! Sind sie meine Puppen? Wollte ich ihnen meine Meinung über sie überstülpen? Ja. - Dann sah ich genauer hin, Jeder trug genau das, wie es seinem Innersten entsprach, absolut perfekt. Schönheit und Harmonie ist sehr relativ! Ich habe viel daraus gelernt, über Liebe zu mir Selbst, und zu anderen!

MAN MUSS IMMER PERFEKT SEIN - IST DAS WAHR?

Die Ernährung für den Aufbau des Körpers, die Mode für den äußeren Schein, die Weisheitslehre für den Geist, die Seele, für mich selbst. Alle drei Aspekte spiegeln den gleichen Irrtum, die gleichen Ängste, die gleichen Glaubensmuster und deshalb ist es egal, wo man anfängt. Die Hauptsache ist nur, dass man anfängt; sich selbst zu fragen, sich selbst zu erkennen und die Arbeit an sich und mit sich, mit Hilfe der Bachblüten den Irrtümern des Denkens auf die Schliche zu kommen. Es gibt allerdings auch noch viele andere Wege.

In einem meiner Seminare war das Thema: Bachblüten und Strukturen der Ängste in Bezug zum Essen, ganz grundsätzlich. Es war unglaublich, was da zum Vorschein kam und erlöst wurde. Wie viele Zwänge, wie viele Verbote, Gebote und Trotzreaktionen über die Ernährung kompensiert werden. Vergessen Sie bitte für immer die Worte: „Man soll ... Man muss ..." sie sind niemals für irgendwen wahr!
Allerdings gibt es einige gute Regeln: Das erste und wichtigste ist die Menge, egal wovon, in jeder Hinsicht! Das zweite ist, was mein Körper heute braucht, kann mir absolut kein anderer sagen! Ich gehe ab und zu mal mit dem Bio-Tensor durch den Supermarkt und oft genug will der Körper nichts von alledem! Drittens Wasser! Er braucht Wasser, vielleicht noch mit Salz-Sole vom Himalaya. Die vierte Regel ist die Reinigung. Die Reinigung des Darms, der Leber, der Niere, der Kleidung, der Wohnung - und des Denkens!

Die rechte Menge von allem, ist in der Mitte zweier Extreme. Wo also würde ich mich am wohlsten fühlen, zwischen

1	FAST VERHUNGERN	10 total überfressen:
2	LEICHTER MANGEL	Appetit auf Essen oder Wasser? Wahrnehmen, unterscheiden worauf?
3-4	WENIG ESSEN,	aber Qualität mit Genuss. (Mode, Lehren usw.) In diesem Bereich kann Körper und Seele Altlasten abbauen, ausscheiden, aussortieren.
5-6	SCHON ETWAS ZUVIEL	gegessen, (erduldet, gelesen oder fremde Energien aufgenommen, die jetzt nicht

		verstoffwechselt werden können und als Fett und Schutzschicht (Ärger) abgelagert werden.
7-8	VIEL MEHR ALS ZUMUTBAR	gegessen, (ertragen, erduldet, kann kaum noch atmen. Hier wäre z. B. „22 Oak" hilfreich.
9-10	TOTAL ÜBERFRESSEN,	(überfordert auf allen Ebenen. Will nichts und niemand mehr sehen, hören oder essen, hat alles satt. Braucht frische Luft, viel Abstand, Ruhe und Zeit für sich selbst. (z. B. „23 Olive")

Zum rechten Zeitpunkt einfach „Nein danke" sagen, und trotz aller Überredungskünste bei einem höflichen, aber bestimmtem „Nein" bleiben können, ist eine hohe Stufe. WELCHER DENKIRRTUM VERHINDERT DAS? Schuldgefühle? Erfüllungszwang? Wähle Bachblüten und befreie dich nach und nach von Glaubensmustern andern zuliebe, die dich selbst unglücklich machen!

Bei unangemessenen Forderungen, z. B. immer wieder soll ich Überstunden machen, während andere ihre Freizeit genießen, fragen: Was bekomme ich dafür, statt AUTOMATISCH ja zu sagen.

Hier ein paar Fragen zur Selbsthilfe - wähle Bachblüten:

1. Was ist mein größter Irrtum in Bezug auf Essen und Ernährung?
   Z.B. „22 Oak" - selbst gewählter Zwang, ohne Freude!

2. Was hindert mich, auf meinen Körper zu hören?
   Z.B. „28 Scleranthus" - reagiert zu sehr auf äußere Impulse.

3. Was hindert mich, genügend Wasser zu trinken?
   Z.B. „25 Red Chestnut" - kümmert sich um Gefühle anderer, keine Liebe für sich selbst, unterdrückt Emotionen!

Das sind nur drei Fragen und drei Antwortmöglichkeiten - aber passen sie auch nicht perfekt zum Thema Mode? Genau so auch zum esoterischen, spirituellen Weg?
Wie finde ich endlich die Antworten aus meinem Herzen, für mich selbst, unabhängig von allen Lehren?
In der Stille - in der Meditation - in der Homöopathie - bei „The Work" - mit Bachblüten - in der Spiegelgesetz-Methode - mit dem Pendel - der Bioresonanz.
Mit einem offenen Herzen und der Frage: Wie erkenne ich die Stimme Gottes, Seine Botschaft, die ER zu mir sendet durch SEINE gesamte Schöpfung? Denn alles, was ich wahrnehme, zeigt mir Teile von mir, wie ich werte, wie ich andere sehe und wie ich mich selbst behandle - manchmal.
Nun zur Hauptfrage: Wie lebe ich, wie fühle ich mich ohne Ärger, ohne Ängste, ohne Sorgen um andere, weil ich endlich Ordnung in mir, in meinen Lebensbereichen habe? Keine Schmerzen im Körper, weil er mir endlich wichtig ist.
Verständnis und Mitgefühl mit anderen, weil ich jetzt endlich mich selbst verstehe, und nun Zeit habe für ...???

Finden Sie das selbst für sich heraus, was ist Ihr größter Gewinn? Ihre größte Erleichterung durch diese Technik? Welcher Schmerz heilt endlich?

AKZEPTIEREN HEILT

Wenn ich glaube, dass mein Glück von einem anderen Menschen abhängt, von dem, was er tut oder nicht tut, bin ich abhängig und mach mich zum Opfer meiner Gedanken!

Wir begegnen Menschen die das Beste in uns zum Leuchten bringen und anderen, die uralte Wunden wieder aufreißen und perfekt unterdrückte Emotionen und Gefühle wie Wut, Zorn bis Hass hervor holen.
All diese Gefühle gute wie „schlechte" zu akzeptieren, sie im Inneren zulassen ohne dagegen zu kämpfen, lässt sie heilen!

In dieser Welt der Dualität gibt es nun mal Licht und Schatten.
Es gehört zur Entwicklung, beide Seiten zeitweise manchmal zu leben, zu akzeptieren und sie dadurch zu meistern.

Daraus entsteht eine tiefe innere Versöhnung mit dem Schicksal mit allem was ist und was war.
Das ist eine andere Energieschwingung als Vergebung, die immer mit Beschuldigung verknüpft ist, doch wer unter uns ist ohne Sünde?

Jeder spiegelt mir ein Teilchen meines Seins: Der eine Licht und Liebe und Freundlichkeit, ein anderer die Gegenpole. Zusammen wird daraus ein Ganzes, geheilt und akzeptiert – UN(D)ENDLICH GELIEBT!

ZUSAMMENFASSUNG

„Ein Mensch, der Menschen hat vertraut
und drum ihm einen Tempel baut
und meint, das wär' sein Meisterstück -
erlebt ein schweres Bau-Unglück.
Leicht findet jeder das Exempel:
Auf Menschen baue keine Tempel!"

Eugen Roth hat es schon vor fast hundert Jahren so klar erkannt und mit seinem feinem Humor formuliert. Doch - haben sich die Menschen verändert? Nein, sie glauben immer noch jedem andern fast alles, was er sagt oder verspricht, statt sich endlich auf sich selbst zu besinnen - und auf Gott.

DER MENSCH DENKT - ABER GOTT LENKT

Dieses Sprichwort hat noch immer seine Gültigkeit. Wir leben jetzt in einer neuen Zeit, in der die Spreu vom Weizen getrennt wird, wie Jesus prophezeite, aber Gott gab das Versprechen, nie wieder seine ganze Schöpfung zu vernichten wie bei der Sintflut, (bei den Elbüberflutungen starben nur 12 Menschen).
Gott gab jeder Seele die Freiheit der Wahl, so zu denken und zu handeln, wie sie möchte. An den Früchten könne man ja erkennen, selbst erkennen, ob es gut war oder nicht.

WIR ERNTEN, WAS WIR SÄEN,
WIR ERLEBEN, WAS WIR DENKEN.

Wir können HEUTE niemand mehr verantwortlich machen und beschuldigen, wenn WIR Probleme haben, krank sind oder unzufrieden. Wir selbst sind verantwortlich für den eigenen Körper, für unser Glück, für das, was uns Freude macht, und für die Art und Weise, wie wir die Beziehung zum Nächsten erfahren und erleben.

In den letzten Jahrzehnten wurde viel im Vergangenen, in der Kindheit geforscht, in Rückführungen sogar bis in frühere Leben, man fand so allerlei an Erklärungen, an Rechtfertigungen, und viele Zusammenhänge von Krankheitsursachen wurden verstehbar. Aber jetzt geht es zur Quelle der Heilung! Inzwischen gibt es unzählige Alternative Heilweisen und biologische Heilmittel aller Art, ohne die schrecklichen Nebenwirkungen - wer sucht, wird finden! Sie werden sich gegen alle Verbote der Pharma-Industrie durchsetzen, weil es im Plan Gottes vorgesehen ist! So deutlich zu erkennen - überall!
Was jeder selbst tun kann ist, seine Gedanken, Glaubenssätze, Meinungen und Bewertungen zu prüfen und neu zu formulieren, auf dass neue Formen der Liebe entstehen können – in allen Ebenen!

DER FRIEDEN DER WELT BEGINNT IM HERZEN DES EINZELNEN, DER MIT SICH SELBST UND MIT GOTTES GESAMTER SCHÖPFUNG IM EINKLANG IST – JEDEN TAG EIN BIßCHEN MEHR.

BUCHEMPFEHLUNGEN

Eva-Maria Faller	Dr. Bach-Blüten und die Strukturen der Ängste
Paul Ferrini	Denn Christus lebt in jedem von Euch
Byron Katie	Lieben was ist
Moritz Börner	The Work of Byron Katie
Christa Kössner	Die Spiegelgesetz-Methode Mein Auto spiegelt mich / Mein Haustier spiegelt mich
Karin Kingston	FengShui gegen das Gerümpel des Alltags

Mögen alle Menschen, die das Buch lesen,
Heilung erfahren - auf allen Ebenen!
Dies wünscht Euch in Liebe

Eva - Maria Faller
Tel. 0611 - 7637112

9.9.2002

Mit dem Buch „Bachblüten und die Strukturen der Ängste" von der gleichen Autorin, haben wir unsere Ängste erkannt und aufgelöst, doch danach tauchten jede Menge Irrtümer im Denksystem auf.

„MENSCH, ERKENNE DICH SELBST!"

so schreit das Orakel von Delphi. Es erklärt aber nicht wie!

Für jeden, der die Wahrheit über sich selbst wissen und erkennen möchte, gibt es einige geniale Möglichkeiten in diesem Buch.

Viel Spaß und Freude damit!

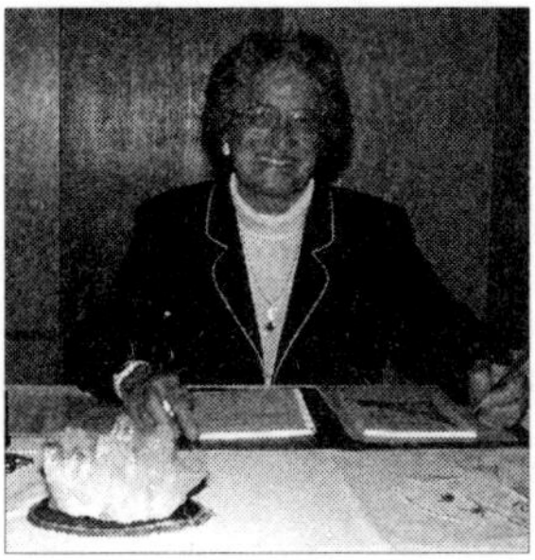

Eva-Maria Faller

Notizen

Notizen

Notizen

Notizen

Notizen

Notizen

Notizen

Notizen

Notizen